OBSERVATIONS
CRITIQUES
SUR LE SALLON.

OBSERVATIONS
CRITIQUES
SUR LES TABLEAUX
DU SALLON,
De l'Année 1785 ;

Pour servir de suite au Discours sur la Peinture.

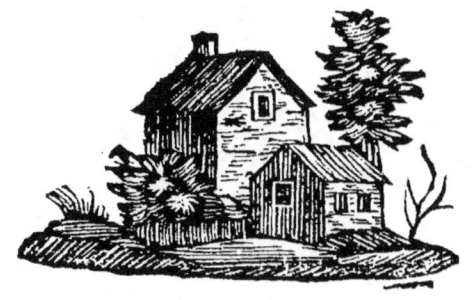

A PARIS,

Chez les Marchands de Nouveautés.

────

1785.

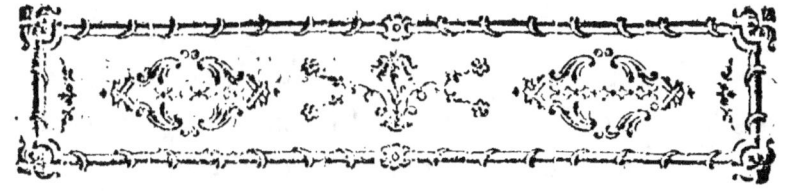

OBSERVATIONS CRITIQUES

Sur les Tableaux du Sallon de l'Année 1785.

APRÈS avoir jetté un coup-d'œil général sur les différentes révolutions de la Peinture en France, sur les talens des principaux Artistes de l'Académie, nous allons examiner leurs ouvrages en particulier, & faire ici l'application des principes que nous avons établis dans notre Préliminaire. (a) Nous avons fait voir ce qu'étoient les Artistes avant l'époque de ce Sallon, quel étoit le genre & le caractere de leurs talens ; nous allons juger maintenant des progrès des uns, de la décadence des autres, rendre justice à ceux qui auront fait quelques pas de plus dans la carrière, & rappeller à ceux qui s'éloignent de la bonne route, les grands principes qui peuvent les y ramener. Mais, je le répéte,

_____

(a) Voyez le Discours sur la Peinture.

ces obſervations ne ſeront point dictées par l'envie ou l'eſprit de parti : ce n'eſt point d'un œil avide & jaloux que nous verrons les défauts ; nous ne leur chercherons pas non plus des excuſes perfides, ſouvent plus funeſtes que des critiques ameres. C'eſt en amis des Arts que nous parlerons des Artiſtes, & nous n'aurons d'autre but en écrivant que leur gloire & leur avancement.

M. VIEN.

Retour de Priam, avec le corps d'Hector.

Les réputations telles que celle de M. *Vien*, doivent nous rendre hardis ſur les éloges, & circonſpects ſur la critique. Son tableau du *retour de Priam* nous a paru répondre à l'opinion avantageuſe que le Public a conçue de cet Artiſte, & qu'il mérite à tant de titres. Une belle ordonnance, un ſtyle qui convient parfaitement au ſujet, des détails précieux qui ne nuiſent point à l'effet principal, un grand intérêt bien rendu & bien exprimé, un deſſin correct & moëlleux. *Priam* intéreſſe, c'eſt un Roi malheureux, un pere reſpectable qui n'a rien épargné pour obtenir du vainqueur les précieux reſtes d'un fils autrefois le ſoutien de ſon empire. Les plus tendres ſentimens de la Nature & de l'amour ſont exprimés dans ce perſonnage, ainſi que dans ceux d'*Hécube*, d'*Andromaque* & d'*Aſtianax*. Peut-être on pourroit deſirer plus d'abandon dans la douleur d'*Andromaque*, qui d'ailleurs est d'une grande beauté dans les formes & même dans l'expression.

Avant que de quitter ce tableau intéressant, nous avons encore une observation à faire, & qui nous paroît bien fondée. M. *Vien* a fait la porte de Troie où l'on reçoit le corps d'*Hector*, d'une architecture dorique ; les Doriens, dans ces tems reculés, n'étoient encore qu'un peuple barbare, & l'ordre dorique dont ils sont les inventeurs, étoit encore inconnu. Je ne sais quelle raison peut avoir déterminé M. *Vien* dans le choix de cet ordre d'architecture, lui qui connoît si bien l'histoire & les usages des anciens peuples.

M. DE LA GRENÉE l'Aîné.

La mort de la femme de Darius.

Si M. *de la Grenée l'Aîné* s'est engagé dans un sujet déjà traité par *Lebrun*, nous ne présumons pas qu'il ait eu l'ambition de vouloir lutter contre ce grand Artiste ; quoiqu'il en soit, son tableau renferme des beautés que *Lebrun* lui-même n'auroit peut-être pas désavouées. L'exécution en est belle, & le dessin très-correct ; nous avons trouvé dans le costume de ses personnages toute la richesse qui convient à des Asiatiques ; mais non le style qui les doit caractériser. Vainement nous avons cherché un héros dans *Alexandre*, à peine pouvons-nous le distinguer de son suivant *Ephestion*, équivoque que M. *de la Grenée* n'auroit pas laissé subsister, s'il avoit consulté la tête antique d'Alexandre, ou les médailles.

Le corps de la femme de Darius nous paroît celui d'un enfant, & nous ne voyons pas clairement quel est le principe de l'ombre qui y est portée; mais nous devons avouer qu'elle est d'un effet piquant. Nous ignorons pourquoi l'esclave que l'on voit aux pieds du lit, a l'air de tendre les mains, tandis que sa tête est inclinée entre les deux épaules, cette attitude ne nous paroît pas prise dans la Nature, mais son corps est d'une belle couleur & d'un beau choix de formes; souvent, à côté des défauts de M. *de la Grenée*, nous trouvons de grandes beautés qui les rachetent. Si l'on peut en général lui reprocher trop de blanc dans ses carnations, & trop de gris dans l'ensemble du tableau *de la femme de Darius*, on trouve plus de vérité dans la couleur de son petit tableau d'*Ulbade & du Chevalier Danois*.

M. AMÉDÉE VANLOO.

La fille de Jephté, allant au-devant de son pere.

La fille de *Jephté* paroît arriver avec tout l'empressement qu'inspire la Nature: son pere l'apperçoit; il leve les yeux au ciel pour ne point voir la victime de son vœu funeste. La composition de ce tableau nous a paru rendre tout l'intérêt renfermé dans le sujet. Nous avons cru remarquer beaucoup de vérité dans l'expression du pere, & dans l'attitude de la fille ; mais on peut reprocher à l'Artiste la foiblesse de sa couleur, un style qui ne convient point au sujet, & surtout beaucoup d'inexactitude dans le costume. Les personnages sont habillés comme des Grecs, & sans les annonces des livres du Sallon ; nous n'aurions pu soupçonner que le sujet étoit tiré de l'histoire des Hébreux. Nous devons cependant féliciter M. *Vanloo* d'avoir fait de nouveaux efforts pour obtenir de plus grands succès.

M. BRENET.

Piété & générosité des Dames Romaines.

La piété & la générosité des Dames Romaines dont ce tableau porte le titre, ne s'expriment point avec assez de transport ; nous aurions desiré une plus grande affluence de femmes qui se disputassent entr'elles l'honneur d'apporter leurs bijoux, pour former la matiere nécessaire au présent que l'on vouloit offrir à Apollon ; & dans le Tribun qui les reçoit, l'air de l'admiration. Au reste, ce tableau nous a paru d'une belle ordonnance, d'un dessin correct, celui sur-tout du Tribun est d'un bon choix, & dans le style des héros Romains.

M. DE LA GRENÉE le Jeune.

Moyse sauvé des eaux, par la fille de Pharaon.

Ce tableau, plein de graces & de goût, comme tous ceux de son Auteur, pêche par le peu d'accord qu'il paroît avoir avec le caractere Hébreu, & celui du peuple où se passe la scene. La finesse de ses têtes de profil, l'élégance des formes de ses figures nous donnent plutôt l'idée des Grecs que des Egyptiens. L'Artiste d'ailleurs ne nous a point transportés sur les bords du Nil. *Le Poussin* a caractérisé ce fleuve par une figure allégorique; sans répéter l'idée de ce Peintre sublime, M. *de la Grenée le Jeune* n'auroit-il pas pu le désigner par quelque attribut. Le grouppe de Moyse est beau, mais la princesse, trop éloignée de ce grouppe & dans l'ombre, ne paroît, pour ainsi dire, qu'un objet accessoire. Nous desirerions encore que l'Artiste, dans ses grands tableaux, sentît davantage la transparence des demi-teintes, sans lesquels la couleur est toujours pesante.

Son petit tableau d'*Armide abandonnée par Renaud*, peint d'une maniere aussi agréable qu'intéressante, pêche par une faute essentielle contre le costume. Il est bien étonnant que M. *de la Grenée* n'ait pas fait attention que les croisades étoient dans les tems de la chevalerie, & qu'à cette époque, les Preux-Chevaliers n'étoient point habillés à la Romaine.

M. TARAVAL.

Hercule enfant, étouffant deux serpens dans son berceau.

Quelque tems après l'entrevue de *Jupiter* & d'*Alcmene*, cette princesse mit au monde deux enfans. *Amphytrion* voulant reconnoître son fils, fit jetter deux serpens entre leurs berceaux. *Hercule*, fils de *Jupiter*, les étouffa, & le fils d'*Amphitrion* se jetta tout effrayé dans les bras de son pere. Tel est le sujet qu'a traité M. *Taraval*, & dont il a su vaincre les difficultés qu'il sembloit présenter du côté de la composition : l'effet en est bien conçu & bien déterminé, mais l'expression de ses personnages est un peu forcée ; le dessin d'*Alcmene* maniéré, & sa tête n'est pas celle de la mere d'un demi-dieu.

M. MÉNAGEOT.

Cléopâtre rendant son dernier hommage au tombeau d'Antoine.

Outre la grande maniere de peindre de M. *Ménageot*, & le mérite d'une belle composition, qualités ordinaires de cet Artiste, nous avons remarqué dans son tableau de *Cléopâtre*, un plus grand caractere que dans ſes autres ouvrages, mais en même tems un grand abus de draperies qui font chercher le nud, ou qui l'embarraſſent : & quelques défauts dans le coſtume. Je ne ſais ſi *Cléopâtre*, allant au tombeau d'Antoine, ſe faiſoit porter la robe par un page, & quand c'eût été l'uſage des Reines d'Egypte, n'étoit-il pas plus noble de la faire porter par une de ſes femmes ? L'Artiſte ſe ſeroit-il ainſi moins rapproché de nos mœurs. Pourquoi les figures des perſonnages qui compoſent ſon tableau n'ont-elles pas le caractere connu des Egyptiens ; & pourquoi le ſarcophage, qui renferme le corps d'*Antoine*, eſt-il préciſément la copie de celui d'*Agrippa* que l'on voyoit à Rome ſous le portique du Panthéon, & qui eſt maintenant à Saint-Jean-de-Latran ? On peut encore reprocher à ce tableau un défaut d'harmonie, & de la dureté dans le ton de ſa couleur.

Son petit tableau d'*Alceſte, rendue à ſon mari par Hercule*, a des graces & de la fineſſe dans les têtes de femmes ; mais *Alceſte* eſt ſans expreſſion, & je ne vois pas dans ſon *Hercule* le caractere de force & de grandeur que les Anciens nous ont tranſmis par l'*Hercule Farneze*.

M. SUVÉE.

Créuze arrêtant Enée qui vouloit retourner au combat, en lui présentant son fils Ascagne.

Il regne dans le tableau de M. *Suvée*, d'ailleurs bien composé, une certaine tranquillité que ne doit point comporter le sujet. L'Artiste ne s'est point assez pénétré de la lecture du second livre de l'Enéide, où le Poëte a mis tant de chaleur & de mouvement jusques dans les moindres détails. Au reste ses personnages sont bien dessinés, ses draperies bien jettées, & toute l'ordonnance du tableau nous paroît être dans le goût & le style des Anciens.

M. BERTHELLEMY.

Manlius Torquatus, condamnant son fils à la mort.

Ce tableau nous a paru bien composé; on y découvre distinctement dans l'attitude & l'expression du pere, les combats de la Nature & de la fermeté Romaine. On voit combien il est déchiré de l'ordre qu'il va donner, & cependant il le donne; c'est ainsi qu'il faut que le Peintre cherche à produire de grands effets par les contrastes & les oppositions, & qu'il adoucisse les sujets qui dans nos mœurs ne pourroient inspirer que l'horreur & la férocité. On ne peut que donner des éloges aux progrès sensibles de M. *Berthellemy*. Cependant on desireroit un peu plus de vérité dans sa couleur, & plus de suavité de ton dans l'ensemble de son tableau.

M. VINCENT.

Arrie & Pœtus.

Les productions de M. *Vincent* ne sont pas aussi brillantes cette année que dans les Sallons précédens. Il paroît même avoir manqué totalement le sujet d'*Arrie & Pœtus*. Le mot célebre *non dolet*, qui devoit être la base fondamentale de sa composition, n'y est point exprimé par l'attitude d'*Arrie*, qui laisse tomber sa tête, & ne nous donne point l'idée de la fermeté de cette femme courageuse. Sa main placée trop près de son corps, tient le poignard dont elle vient de se percer le sein, d'une maniere équivoque, & ne paroît pas même le présenter à son mari. La composition du tableau de M. *Vincent*, ne produiroit-elle pas plus d'effet, si l'on voyoit *Arrie*, tombant entre les mains de sa suivante, présenter encore avec effort la main qui tient le poignard ; si l'on voyoit tout-à-la-fois sur le visage d'*Arrie*, la paleur de la mort, & la contraction que devoit produire dans ses traits la violence de son action ? Nous avons trouvé cependant de l'énergie, de la vigueur & le caractere Romain dans le dessin de *Pœtus* ; mais nous devons rappeller à M. *Vincent* ses anciens ouvrages, tels que la *Piscine*, le *Président Molé*, &c. pour bien faire, il n'a qu'à se ressembler.

M. RENAUD.

La mort de Priam.

Ce fut pendant la nuit que l'infortuné *Priam* tomba sous les coups de *Pirrhus*.

Tempus erat quo prima quies mortalibus ægris,
Incipit. *Æn. lib.* 2.

M. *Renaud* a pris sagement le parti de remettre jusqu'au jour le moment de la mort de *Priam*; une égale liberté doit être accordée aux Peintres & aux Poëtes, pourvu toutefois qu'elle ne blesse pas la vraisemblance. La licence qu'a prise M. *Renaud*, n'affecte point le fond du sujet, & les ombres de la nuit auroient nécessairement répandu dans son tableau un trop grand nombre de taches noires, & des lumieres trop pincées : mais ses lumieres, dit-on, sont trop dispersées ; ce procédé sans doute est contraire aux principes de l'Art.

Non poterunt diversa locis duo lumina eâdem
In tabulâ admitti.   DUFRESNOY *de Arte Graficâ*.

Mais l'Artiste n'a-t-il pas voulu, par la dispersion

des lumieres, produire dans son tableau un certain mouvement que le sujet exige, & qui ne pouvoit être produit par un autre principe. On peut cependant reprocher à M. *Renaud* un peu d'embarras & de confusion dans ses grouppes. La couleur de *Priam* & d'*Hécube* nous paroît trop livide; mais l'attitude de *Pirrhus* est fort belle, & nous sommes persuadés que l'éloignement dérobe aux yeux du Public un grand nombre de beautés de détails répandues dans ce tableau.

M. TAILLASSON.

Philoctete à qui Ulysse & Néoptoleme enlevent les fleches d'Hercule.

Le *Philoctete* de M. *Taillasson* n'a pas les formes d'un héros Gréc. Je ne lis point sur le visage d'*Ulysse* les traits dont on a peint le Roi d'Ithaque. On peut encore reprocher à M. *Taillasson* de la sécheresse dans son dessin & dans sa couleur, qui d'ailleurs seroit assez vraie, si le ton noir n'étoit un peu trop exagéré dans son tableau. Il l'est moins dans son *Saint-Jean de la Croix*, & l'on peut donner des éloges à la *Sainte-Therese* que l'on diroit embrasée des feux de l'amour Divin.

M. LE BARBIER l'Aîné.

Jupiter endormi sur le mont Ida.

Ce tableau confirme ce que nous avons déja dit

du talent de M. *Le Barbier*. La composition en est sage & d'une belle simplicité. Le dessin du corps de *Jupiter* renferme des beautés de détail bien senties & bien exprimées; & je reconnois avec plaisir dans les formes de la *Junon*, le beau style des Anciens, & le caractere de la Reine des Dieux, que je soupçonne ici animée de quelque dessin secret. Le corps de *Morphée* plein de graces & de légéreté semble nous représenter une figure purement aérienne. Tous les effets de ce tableau se contrastent & se lient avec une harmonie qui repose délicieusement la vue; & la crainte d'altérer la pureté des couleurs locales, ne nuit point ici à l'effet principal, comme nous l'avons reproché ailleurs à M. *Le Barbier*. Nous ne pouvons qu'inviter cet Artiste à se livrer au grand genre de l'histoire, & à choisir les sujets les plus propres à développer son érudition littéraire, & son talent pittoresque. Nous ne parlerons point de ses compositions pour les Œuvres de Gesner, dont le Public connoît déja tout le mérite; mais ses figures académiques sont d'une grande perfection, & prouvent en lui le sentiment des vraies beautés de l'antique, & la connoissance la plus étendue de l'anatomie du corps humain.

M. BARDIN.

L'Extrême-Onction.

L'Extrême-Onction de M. *Bardin*, est pâle &

sans chaleur; mais nous avons remarqué avec plaisir que ses deſſins portent un grand caractere, & se reſſentent du ſtyle des Anciens.

M. PEYRON.

L'Héroiſme de l'amour conjugal.

De la nobleſſe dans la compoſition, de la beauté dans l'ordonnance, de l'harmonie dans les effets, jointe à cette douce tranquilité qu'exige le ſujet, ſont les principales qualités que nous avons remarquées dans le tableau de M. *Peyron*. L'expreſſion d'*Alceſte*, faiſant ſes derniers adieux à ſon mari, nous a paru très touchante, & l'Artiſte a très-bien ſenti dans ce tableau, ainſi que dans d'autres petits, le ſtyle & le goût des Anciens; mais il regne un ton trop gris dans ſa couleur.

Nous avons vu ſur la tête du Roi la couronne à rayons, & c'eſt une faute de coſtume commune à preſque tous les Artiſtes. Les premieres couronnes n'étoient qu'une bandelette dont on ſe ceignoit la la tête, & qu'on lioit par derriere, comme on le voit ſur les médailles; quelquefois on les faiſoit de deux bandelettes. Ce n'eſt que ſous les Empereurs Romains que l'on trouve la couronne à rayons; elle n'étoit même accordée aux Princes qu'après leur mort, & *Néron* fut le premier qui la prit de ſon vivant. Le bandeau royal, ſi célébré dans les

Poëtes, suffiroit donc pour désigner les Souverains des Anciens peuples.

M. LE MONNIER.
La peste de Milan.

M. *Le Monnier*, par son tableau de *la peste de Milan*, vient d'être reçu au nombre des agréés; le premier pas qu'il fait dans la carriere de la Peinture, nous fait présumer qu'il ne s'arrêtera pas à l'entrée du lycée Académique. Une belle ordonnance, une observation rigide du costume, du goût & de l'invention dans les grouppes, nous paroissent les qualités essentielles de cet Artiste. La composition de son tableau est ingénieuse, le fonds caractérise parfaitement le lieu de la scene; la figure de Saint-Charles, pleine de noblesse, nous représente un Prélat respectable qui donne ses soins au salut spirituel & temporel du troupeau que le ciel lui a confié; mais le devant du tableau nous paroît un peu nud, & l'Artiste laisse voir trop peu de malades pour nous donner l'idée des ravages d'une peste générale. Quoique le tableau de M. *Le Monnier* soit d'un bel effet, l'exécution ne répond pas tout-à-fait à la beauté de l'ordonnance. Nous desirerions sur-tout plus de correction dans son dessin, avec d'autant plus de raison, que c'est dans cette partie qu'excelle aujourd'hui le talent de nos meilleurs Artistes.

M.me LE BRUN.

Bacchante assise, de grandeur naturelle, & nue jusqu'aux genoux.

La Bacchante de M.me *Le Brun* nous offre des effets piquans de lumieres, & l'on trouve dans l'expression de sa figure, cette joie vive & vraie, causée par l'ivresse. On pourroit peut-être y desirer une touche plus ferme ; le corps sur-tout est d'une exécution molle & peu savante. Que M.me *Le Brun* borne son ambition à peindre des têtes charmantes, elle sera toujours sûre de tous les suffrages. Il régne en général dans ses ouvrages une certaine grace que nous regardons comme une des grandes qualités de la Peinture, & qui doit racheter bien des défauts : cependant pour peindre le nud, il faudroit à M.me *Le Brun* des connoissances anatomiques, qu'il est évident qu'elle n'a pas.

M. VERNET.

Tempête & naufrage d'un vaisseau.

La nouvelle tempête de M. *Vernet*, destinée pour le grand Duc de Russie, & ses autres tableaux nous prouvent combien sont inépuisables les ressources de son génie pittoresque, & combien le talent peut mettre de variété dans les mêmes sujets. M. *Vernet* a su, par de nouveaux moyens, produire de nouveaux

veaux effets. En voyant ses ouvrages, nous ne pouvions que répéter ici ce que nous avons déja dit de cet Artiste dans notre *Discours sur l'origine, les progrès & l'état actuel de la Peinture en France.*

M. ROSLIN.

Une Dame debout, en satin blanc.

La draperie de satin blanc nous a paru d'une **vérité si étonnante**, que nous ne croyons pas possible que l'art puisse atteindre dans ce génre à un plus haut degré de perfection. Si M. *Roslin* a voulu se mesurer dans cette partie avec les Maîtres de l'Ecole Flamande, nous ne doutons pas que la palme ne lui soit adjugée. Les grands portraits de M. le Comte d'*Affry*, & de feu M. de *Nicolaï* sont également d'une très-grande beauté ; mais les têtes sont maniérées, & l'on n'y trouve point ces vérités de détail qui doivent leur donner l'ame & la vie.

M. MACHI.

Les vues du *Château de Versailles, du côté de l'Orangerie, & de la Place Louis XV*, font honneur au talent de M. *Machi*. Dans le premier sur-tout, l'œil ne paroît point s'arrêter sur la surface d'une toile, mais il s'enfonce & pénetre dans une profondeur immense, tant est grande l'illusion que

B

l'Artiste a su produire par les effets réunis de la perspective linéale, & de la perspective aérienne.

M Robert.

Depuis les derniers ouvrages que M. *Robert* a exposés aux yeux du public, le talent de cet Artiste paroît avoir pris des accroissemens considérables. Son exécution est belle, son *faire* moins vague & moins indécis. Nous osons même assurer que ce défaut que l'on pouvoit lui reprocher avec justice, a disparu totalement dans les deux tableaux qu'il vient de faire pour le Comte du Nord, dont l'un représente une *incendie dans Rome*, & l'autre, des *monumens antiques*. L'effet de son incendie est vrai, & ses monumens antiques ont des charmes pour l'imagination; on peut donner les mêmes éloges à son tableau représentant *la Poissonnerie de Rome*.

M. Duplessis.

Les portraits de M. *Duplessis* sont toujours recommandables par des vérités précieuses de détail, tels sont les portraits de MM. *Ducis* & *Chabanon*; mais son pinceau, très-esclave de la Nature, ne copie rigoureusement que ce qu'il voit, sans rien embellir, ce qui l'empêche de mettre plus de chaleur dans ses ouvrages.

Mme. VALLAYER-COSTER.

Il paroît que nous naissons avec une certaine mesure de talent que nous ne pouvons jamais passer. On ne peut peindre avec plus de grace & d'élégance que Mme. *Vallayer-Coster*, des fleurs, des gibiers, des attributs de chasse, &c. c'est là le genre qui lui est propre, & dans lequel elle a mérité les plus grands succès ; mais lorsqu'elle voudra s'attacher à peindre la nature vivante, elle se trouvera toujours au-dessous d'elle-même ; je ne donne pour exemple que les portraits qu'elle vient d'exposer au Sallon, dans celui de Mme. *Saint-Huberti*, sous l'habit de Didon, je ne reconnois ni la Didon de Carthage, ni celle de l'Opéra.

Mme. GUIARD.

Une femme occupée à peindre, & deux éleves la regardant.

Ce portrait, composé dans le genre de l'histoire, & dans lequel on reconnoît une touche vigoureuse, fait honneur au talent de l'Artiste. La couleur en est belle, l'intelligence des grouppes, & l'enchaînement des lumieres produisent dans ce tableau les effets les plus heureux. Le portrait de M. *Amedée Vanloo*, qui mérite aussi des éloges par la beauté des draperies, nous a paru d'une touche moins ferme, la tête sur-tout nous a paru un peu négligée.

M. Vertmuller.

M. *Vertmuller* paroît avoir fait quelques progrès depuis le dernier Sallon; ses draperies sont belles, son *jeune Faune* dansant est bien exécuté, & présente une idée très-pittoresque; mais dans son tableau représentant la *Reine*, *Mgr. le Dauphin & Madame, fille du Roi*; je ne retrouve point les graces de leurs modeles.

M. Robin.

On reconnoît dans le portrait de M. *Rousselet*, Abbé de Sainte-Genevieve, la maniere large d'un Peintre d'Histoire, la couleur en est vraie, & sans y être négligés, les détails ne le refroidissent point.

M. Vestier.

On doit encore des éloges aux différens portraits de M. *Vestier*. Sa maniere est grande, facile, ce qui doit étonner d'autant plus, que cet Artiste a l'habitude de peindre la miniature. Toutes ses têtes sont belles, & ses draperies sont d'un fini parfait.

SCULPTURES ET GRAVURES.

EN examinant avec attention les ouvrages de Sculptures exposés au Sallon, on y distingue aisément deux systêmes différens. Parmi nos Sculpteurs, les uns n'ont pour but que l'imitation de la Nature dans les détails qui l'appauvrissent, ce qu'ils appellent *vérités de Nature*. D'autres cherchent à l'imiter dans le principe de sa formation ; à moins que le sujet n'exige par lui-même la représentation d'un malade. Les belles formes ne se trouvent en général que dans les corps sains ; & le Statuaire devroit toujours se souvenir de cette maxime des Grec, *le beau n'est que l'enveloppe du bon.* Elle paroît avoir servi de guide à MM. *Pajou, Bridan, Julien, Stouf, &c.* Mais *le Philopœmen* de M. *de Joux, le Socrate de* M. *Milot, le Philoctete de M. de Laistre,* sont des productions qui n'ont que le mérite d'une imitation fidelle de la Nature, pauvre & dégradée. Si des Artistes de génie ne s'opposoient à ce systême pernicieux, la Sculpture tomberoit bientôt dans le néant, & les statues Greques seroient pour nous sans mérite. Nous possédons heureusement des productions qui, à certains égards, pourroient leur être comparées, & qui serviront un jour de modele à la postérité.

La statue en marbre de *Paschal*, par M. *Pajou*, est un morceau digne des plus grands éloges. La composition en est bien ordonnée, & l'on voit, dans l'expression de la tête, l'air méditatif d'un Philosophe occupé de quelque grande vérité.

La statue de *Lafontaine*, par M. *Julien*, ne le céde point au *Paschal* de M. *Pajou*; on y reconnoît le caractere de bonhommie, attribuée à ce fabuliste inimitable ; nous l'avons trouvée sur-tout exécutée avec beaucoup de finesse & de précision. Nous ne devons pas oublier d'inviter les amateurs à voir dans le Sallon le *Ganymede* du même Auteur, & les jeunes Artistes à l'étudier, il nous a paru d'un grand fini, & dans les plus belles proportions.

La statue du Maréchal *de Vauban*, par M. *Bridan*, est bien conçue & bien exécutée.

Celle de *Racine*, par M. *Boizot*, nous a paru bien composée ; mais nous avons trouvé trop de pésanteur dans les draperies, ainsi que dans celle du Président *Molé* qui nous paroît trop renversée, mais la tête en est fort belle, & la figure en général est bien composée.

La statue en plâtre de *Duquesne*, par M. *Monot*, ne nous donne point une idée assez nette de ce qu'elle doit être en marbre, pour que nous osions la juger; elle n'indique que la compofition, qui nous a paru bien conçue; mais elle ne marque point toutes les intentions de l'Auteur.

On trouve encore dans le Sallon, même des ouvrages dignes des plus grands éloges, tels que l'*Abel* expirant de M. *Stouff*, & fa tête de *Bélizaire* bien étudiée, & remplie d'expreffion. On y remarque encore les buftes des perfonnages les plus diftingués par le rang, le mérite & la naiffance, entr'autres celui de M. *Le Noir*, par M. *Houdon*; ce bufte nous a paru bien fait; mais il ne rend peut-être pas affez bien, felon nous, cet air d'aménité que l'on trouve dans les traits de ce Magiftrat refpectable, qui favoit réunir, dans la place importante qu'il occupoit, au zele le plus infatigable, la juftice & la bonté.

Dans le bufte de M. *de la Rive*, nous trouvons affez bien le caractere du rôle de *Brutus* & celui de l'Acteur.

Nous ne nous arrêterons pas cette année fur la Gravure qui ne nous offre rien de bien intéreffant: graces aux talens de M. *Duvivier*, nous voyons encore fleurir la gravure en médailles; & la gravure dans le genre *Typographique* a beaucoup gagné par ceux de M. *Moreau*; mais nous ne diffimulerons point à nos Graveurs qu'ils ne facrifient pas affez à la gloire des Arts, pour cultiver la gravure dans le genre de l'histoire. Ce sont eux qui devroient multiplier & transmettre à la postérité les chefs-d'œuvres dont notre siecle s'honore. Nous les invitons généralement à porter dans leur Art l'esprit de désintéressement qui se concilie si bien avec le talent.

L'examen approfondi de tous les objets qui composent le Sallon, demanderoit plus d'un volume; mais le tems de sa durée, & les bornes que nous devons mettre à nos observations ne nous permettent pas d'entrer dans un plus grand détail; nous abandonnons le reste aux réflexions judicieuses de nos lecteurs.

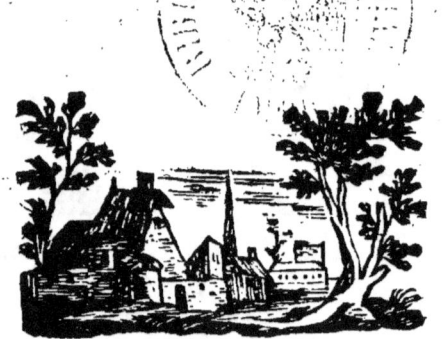

www.ingramcontent.com/pod-product-compliance
Lightning Source LLC
Chambersburg PA
CBHW050038230526
45470CB00003B/1331